AF321192

LETTRE ECRITE

A Monsieur Sorbiere Docteur en Medecine.

Par JEAN DENIS aussi Docteur en Medecine.

Touchant l'origine de la Transfusion du Sang, & la maniere de la pratiquer sur les Hommes.

Auec le recit d'vne cure faite depuis peu sur vne Personne paralitique.

MONSIEVR,

Ie vous suis fort obligé de la bonté que vous auez ëue de m'apprendre ce qu'il y auoit de nouueau en Italie touchant les Sciences, & principallement de la maniere qu'on y parloit de la Transfusion du sang. I'ay leu le Traitté Latin que vous auez enuoyé à Monsieur de Montmor, où Monsieur Manfredy Professeur de Medecine à Rome prétend donner vne histoire exacte de l'origine & du progrez de cette operation, & où apres auoir exercé son esprit tant à déduire les raisons qui luy ont persuadé qu'on en pourroit attendre de grands auantages, qu'à refuter les objections de ceux qui ont voulu prouuer le contraire : il enseigne vne methode toute particuliere de la pratiquer sur les Hommes, & en donné mesme vne figure en taille douce assez exacte, afin de la faire mieux comprendre à tout le monde. Mais comme cét Autheur ne paroist pas trop instruit de l'histoire qu'il entreprend d'écrire, & qu'il nous accuse en plusieurs endroits d'estre trop reseruez sur nostre maniere de conduire cette operation, & de faire vn grand mystere de ce qu'il fait gloire de découurir fort librement : je me suis crû obligé de faire quelques réflexions sur son ouurage, & de vous les enuoyer ; non pas à la verité pour donner quelque atteinte à ses raisonnemens, qui ne doiuent estre, ce me semble, combatus ou confirmez que par la seule experience ; mais pour luy apprendre en faueur de la Nation Françoise la veritable origine de cette operation, & luy faire connoistre que si je n'ay pas encore expliqué la methode simple & facile que nous auons de la pratiquer en France, ce n'a pas esté dans le dessein

d'en faire vn secret, ny de la cacher à personne, comme il semble
le vouloir persuader à ceux qui liront son Traitté.

Pour ce qui est de l'origine de la Transfusion, Monsieur Manfredy soustient qu'elle a esté d'abord conceuë en Allemagne,
que l'Angleterre l'a mise depuis en lumiere, & que la France enfin luy a donné sa derniere perfection. Mais comme j'ay desja
auancé publiquement que la premiere pensée de faire cette operation auoit esté formée & proposée à Paris il y a enuiron dix ans
dans l'Illustre Compagnie des Sçauans que Monsieur de Montmort assembloit chez luy. Ie crois qu'il sera fort à propos de vous
en rapporter les particularitez, & de vous faire ressouuenir de
plusieurs circonstances que vous pourrez confirmer vous mesme,
auec quantité de personnes dignes de foy, qui y estoient presentes.

Ce fut en l'année 1658. que le Pere Dom Robert des Gabets
Religieux Benedictin se rendit fort assidu à ces Assemblées; &
comme il se trouua obligé de parler à son tour, il se resolut de
proposer à la Compagnie la pensée de la Transfusion, dans laquelle il s'estoit entretenu depuis quelques années, sans auoir pû
trouuer de raisons assez fortes pour la luy faire quitter. Et afin
de donner plus de lieu pour examiner à fonds cette pensée, il
composa vn petit discours, dont il fit lecture à tous ceux qui s'y
rencontrerent; & comme l'Academie vous auoit choisy dans ce
temps là pour son Secretaire, ie ne doute point que vous n'en ayez
retenu quelque coppie qui se trouuera facilement parmy vos pa-
piers. Mais comme voftre esloignement ne vous permet pas de
faire cette recherche, vous serez peut-estre bien aise que ie vous
fasse part de l'Original, que Dom Robert m'a enuoyé luy mesme
pour me confirmer ce qui m'auoit esté dit auparauant par Messieurs
Clersellier, Roh, & autres Personnes dignes de foy, & que ie
vous fasse ressouuenir par l'extraict d'vne Lettre qu'il m'a récrite
comment tout se passa dans cette rencontre.

*Extrait d'vne Lettre de Dom Robert des Gabets écrite
à Iean Denis le 28. Iuillet 1667.*

QVELQVES affaires m'ayant obligé d'aller à Paris il y a
dix ans, & d'y sejourner enuiron huict mois, ie m'imaginay
que c'estoit vne occasion fauorable pour pousser la pensée de la
Transfusion plus loing que ie n'auois pû faire dans nostre Pro-
uince. En effet l'estime de la Philosophie de Monsieur Descartes

m'ayant porté à me rendre fort assidu aux Assemblées qui se fai-
soient chez Monsieur de Montmor, où j'eus l'honneur de parler
à mon tour, ie fis l'écrit, dont ie vous enuoye la minutte, pour en
faire lecture à la Compagnie en Iuillet 1658. mais ayant remar-
qué par quelques petites railleries que quelques vns traittoient
cette pensée de ridicule, ie ne poussay pas la chose plus auant.
I'en ay pourtant depuis entretenu Messieurs Roh & Clersellier
en toutes rencontres, & ie me souuiens qu'vne fois en presence de
Monsieur de Cordemoy, vn Chirurgien m'engagea sa parolle d'y
trauailler à la premiere commodité. Vous auez à Paris à Saint
Martin des Champs & à Saint Denis de la Chartre des Religieux
auec lesquels i'ay vescu à Cluny, & c'est l'vn d'eux nommé Dom
Eloy Pichot qui me fit faire à Mascon il y a sept ans les thuyaux
que ie luy auois demandé pour executer la Transfusion. Aussi les
experiences que vous en auez faites depuis peu, me font faire des
complimens la dessus par tout le monde. Ie suis d'ailleurs tres
aise que la chose soit enfin tombée en de meilleures mains que
les miennes, & i'attens doucement ce que vostre industrie & le
temps nous produiront sur ce sulet, vous exhortant autant que ie
puis de trauailler sans vous rebuter, d'autant qu'il me semble que
cette operation peut auoir des suittes admirables. Et cet . . .

*Discours de la communication ou Transfusion du sang prononcé
à Paris chez Monsieur de Montmor par Dom Robert des
Gabets en Iuillet 1658.*

LA decouuerte qui s'est faite depuis peu du mouuement du
sang, qu'Harueius & autres apres luy ont appellé circulation, a donné lieu à vne pensée qui paroistra d'abord fort extraordi-
naire, & peut-estre tres absurde, touchant vn autre mouuement
du sang que i'appelleray cōmunication, dont ie proposeray icy mon
sentiment en peu de mots, sans me soucier de m'exposer au hazard de produire vne chose, qui ne meritera l'aprobation de personne. Par la communication du sang i'entends vn passage effe-
ctif du sang d'vn homme sain ou de quelque autre auimal, dans
les veines d'vn homme foible ou malade : ce qui semble se pouuoir faire par art sans aucune mauuaise suitte, & auec des auantages qui pourroient deuenir tres considerables auec le temps, si
la chose se pratiquoit auec le soin & auec la précaution conuenable. Surquoy ie diray en peu de mots. 1. Que la chose est pos-

fible & conimunt, 2. Qu'elle fe peut pratiquer fans peril. 3 Qu'elle fe peut pratiquer auec grand fruit.

Quant au premier point, ayant fuppofé pour conftante l'opinion de la circulation du fang, il s'enfuit neceffairement que fi ayant lié le bras, par exemple, à vn homme, comme pour le faigner, on luy ouure la veine au deffus de la ligature vers l'épaule, & qu'on infere vn petit tuyau dans l'ouuerture de la veine, le fang eftranger qui feroit pouffé & receu dans ce tuyau, entreroit dans la veine, & iroit fe rendre au cœur par le chemin ordinaire, & delà pafferoit dans les arteres, & fe diftriburoit par tout le corps.

La machine que i'ay imaginée pour cette operation n'eft pas fort compofée, & ne confifte qu'en deux petits tuyaux d'argent, l'vn defquels a l'vn des bouts ouuert comme vne trompette, pour eftre apliqué doucement contre le vaiffeau qui doit donner le fang afin de le receuoir; & l'autre eft d'vne groffeur conuenable pour eftre inferé commodement dans l'ouuerture de la veine. Les deux autres bouts des tuyaux communiquent enfemble par le moyen d'vne petite bourfe de cuir de la groffeur d'vne noix ou enuiron, laquelle fert 1. à faire ployer les tuyaux, ce qui peut eftre requis pour la commodité de l'operation qui fe feroit auec trop de contrainte par le moyen d'vn tuyau d'vne feule piece. 2. Elle fert à faire connoiftre la quantité du fang qu'onfait paffer. 3. Elle peut feruir à aider le mouuement du fang, eftant eflargie & preffée alternatiuement auec deux doigts, dont l'action fera que le fang fermera vne petite valuule attachée à l'entrée du tuyau qui donne le fang, pour l'empefcher de fortir apres qu'il fera entré, & ouurira vne autre valuule enfermée dans vne petite boëte à la fortie de l'autre tuyau, pour empefcher le fang de rentrer dans la bourfe.

La feconde chofe que i'ay à traitter, c'eft que cette operation fe peut faire fans peril de celuy auquel on donne de nouueau fang. Ce que ie prouue. 1. par ce que quand ce nouueau fang feroit capable de caufer vne alteration notable dans la perfonne qui le reçoit, tel inconuenient feroit aifé à euiter en faifant l'operation à diuerfes reprifes, en plufieurs iours, & *per minima*, felon que celuy qui reçoit le fang feroit connoiftre fa difpofition. 2. par ce que le fang paffe fans s'alterer notablement & fans fe corrompre, d'autant qu'il paffe fans air & fans effumation, & que les veines & les arteres n'ont en effet d'autre faculté que de porter le fang comme les tuyaux le portent auffi. 3. par ce que le
fang

fang ne communiquant point auec l'air exterieur, il ne peut pas fe
refroidir; & quand il le pourroit, on l'empefcheroit ayfement auec
des linges chauds, &c. 4. La diuerfité des complexions, qu'on
m'a fouuent obiectée, ne peut nuire à cette operation, non feu-
lement à caufe qu'il y a moyen de remedier à cêt inconuenient par
le choix des fuiets dont on prendroit le fang ; mais principalement par ce qu'il y a plus de rapport de fang à fang, que de tant
d'autres chofes que nous prenons par la bouche, lefquelles fe ren-
dent fort promptement dans le cœur, & fe meflent auec le fang.
Or comme le chile qui fe mefle auec le fang n'eft autre que toute
forte d'aliment alteré par la chaleur & diffout en liqueur, & que
ces alimens font infinis en nombre & de tres differentes qualitez,
fans que leur meflange auec le fang produife vn effet notablement
mauuais, & qui mette vn homme en danger; s'il ne prend quelque poifon où s'il n'excede notablement en quantité; il ne faut pas
craindre que le fang d'vn homme bien fain où d'vn animal bien
choify puiffe nuire à celuy qui en receura, fi on le donne auec les
précautions neceffaires. I'en dis de mefme des poudres & d'autres liqueurs bien choifies & bien preparées quon pourroit mefler
auec le fang par ce moyen, fans qu'elles paffaffent par l'eftomac
& par les inteftins, où les chofes s'alterent en infinies façons par
la chaleur & par les fermens qu'elles y rencontrent auant que
d'arriuer dans les vaiffeaux, quoy que ce ne foit qu'apres leur
melange auec le fang qu'elles produifent leur effet, & que bien
fouuent elles nuifent dauantage à l'eftomac qu'elles ne profitent
au cœur & aux autres partie.

Pour troifiefme confideration, i'ay à faire voir qu'on fe peut
promettre de grands fuccez de cette operation, ce qui me fera d'autant plus ayfé à prouuer, que conjoinctement tout le
monde eft d'accord que prefque tout ce qu'il y a de bien & de
mal dans nos corps, depend du fang, lequel eftant louable & bien
temperé, il eft impoffible qu'on ne iouiffe d'vne parfaite fanté,
& au contraire eftant notablement alteré, on ne peut manquer
de perdre la fanté, & quelquefois la vie. Or il y a plufieurs cas
auxquels cette operation femble principalement deuoir eftre em-
ployée.

Le premier, c'eft lors que les forces manquent à vn homme,
foit par la perte de fon fang, foit par la maladie, où par la vieil-
leffe, auquel cas il ne faut pas douter que luy oftant, fi on iu-
ge à propos, vne grande partie de fon fang mauuais ou inutile,

& luy en donnant du nouueau qui soit bien temperé selon le choix qu'on feroit d'vn bon sujet pour le donner, cela seruiroit à restablir la nature, à retarder la vieillesse, & à rendre la vie beaucoup plus longue & heureuse.

L'autre cas est pour guérir plusieurs maladies qui sont causées par l'intemperie du sang où par sa petite quantité. Par exemple si auparauant que les visceres soient gastez, on donnoit à vn Hydropique vn sang loüable au lieu de celuy qu'il a dans les veines, lequel n'a presque plus de chaleur vitale; il y a grande apparence qu'il recouureroit ses forces & sa santé : ce qui se pourroit faire, ou en tirant au prealable le mauuais sang, où en se contentant d'en donner du nouueau, par ce qu'il en manque tousiours beaucoup dans les corps malades & emacerez.

Il y auroit aussi beaucoup de choses à considerer touchant le sujet qui deuroit fournir le sang. Par exemple, il pourroit arriuer que le sang de quelques animaux seroit tres salutaire aux hommes, & mesme on pourroit les disposer à seruir plus vtilement, en les nourrissant de certaines viandes. On pourroit aussi s'exercer à faire l'operation sur des bestes, & mesme essayer de les changer presque de nature par la communication d'vn sang estranger, soit d'vn animal de la mesme espece, soit de quelque autre, ou de plusieurs ensemble, augmentant ou diminuant, hastant ou retardant selon qu'on iugeroit à propos : en quoy l'experience feroit remarquer des vsages infinis qu'on ne peut pas préuoir par raisonnement. Mais ce qui semble certain, c'est que le cœur receuant vn sang bien elaboré & spiritueux, il se feroit vn changement admirable dans toute l'habitude du corps, & auec le temps on pourroit tirer de cette operation, des auantages inestimables.

CE discours fut leu dans vne Assemblée, où comme vous sçauez des Personnes curieuses de diuerses Nations ne manquoient pas de se rencontrer, & où entre autres, quelques Gentilshommes Anglois se rendoient assez assidus pour admirer toutes les belles découuertes que l'on y faisoit, & pour y proposer mesme quelque fois leur sentiment; de sorte qu'il n'est pas fort difficile à conceuoir comment cette pensée de la Transfusion a pû passer de France en d'autres Pays fort esloignez, aussi bien que plusieurs autres belles experiences qui s'executent presentement en diuers endroits du monde, & qui ont esté la pluspart pojettées dans cette Academie.

Il ne faut pourtant pas difputer aux Anglois la gloire qu'ils meritết d'auoir fçeu profiter de ce que les François ont negligé d'abord, & d'auoir pratiqué les premiers cette operation fur des chiens auec le fuccez, dont on a entendu parler par tout le monde. Mais auffi faut-il que l'on demeure d'accord que c'eft en France où l'on en a formé les premieres idées, & où l'on a porté la chofe à la perfection, où elle fe trouue prefentement, puifqu'il eft conftant que nous en auons fait plufieurs épreuues fur des Animaux de differentes efpeces, & que nous l'auons mefme experimentée fur des Hommes long temps auant les autres Nations, comme il paroift par les Iournaux des Sçauans tant de France que d'Angleterre qui en ont parlé depuis vn an.

Voila ce que i'auois à dire fur l'origine de la Transfufion, & ce que ie fuis bien aife de rendre public, pour feruir de memoire à ceux qui voudront en écrire vne plus ample hiftoire. Permettez-moy prefentement de vous parler de la methode qu'on a en Italie de la pratiquer fur les Hommes, & de la comparer auec celle, dont nous nous fômes desja feruis icy plufieurs fois publiquement.

Monfieur Manfredy fe plaint que j'ay auancé dans vne Lettre que la Transfufion fe fait bien d'vne autre maniere fur les Hommes, que fur les Beftes, & que ie n'ay point cependant expliqué enquoy confiftoit cette difference, *Gallica rigiditas*, dit-il, *id communicare refpuit*. Mais quand il fera réflexion que ma Lettre eftoit addreffée à Monfieur de Montmort, qui auoit desja veu quelques vnes de ces experiences, & qui fe propofoit d'en voir encore d'autres, que nous eftions à la veille de faire, il demeurera d'accord qu'il n'eftoit pas neceffaire de luy en expliquer toutes les circonftances, & d'abufer de fa bonté par vn détail qui luy euft paru tout a fait inutile. Et depuis ce temps là nous auons fait voir ces experiences à tant de perfonnes, qu'on ne peut point dire que nous ayons eu deffein d'en faire vn fecret à qui que ce foit. Neanmoins comme Monfieur Manfredy n'a pas pû encore les apprendre par perfonne qui les ayt veu. Ie fuis bien aife de luy en faire part par voftre moyen.

Il dit que pour faire la Transfufion fur les Hommes, ils marquent fur la peau auec de l'ancre le chemin de la veine, par laquelle ils veulent faire entrer le fang : puis ils enleuent cette peau, & font auec le rafoir vne incifion fuiuant la marque d'enuiron deux pouces de long, afin de découurir la veine & la feparer des peaux qui la couurent fans l'ouurir : enfuitte ils paffent vne aiguille enfilée par deſſous la veine pour la lier par le moyen d'vn fil ciré auec la canule que l'on doit introduire dedans pour y communiquer le ſang.

Voyla en peu de mots la maniere de la pratiquer à Rome : & qui a ſurprit icy bien du monde, & leur a donné grande auerſion de cette operation ; car quand on ſe repreſente cette grande playe qu'il faut faire au bras d'vn Homme auec le raſoir, & la ligature qu'il faut faire par le moyen d'vne aiguille enfilée que l'on paſſe par deſſous la veine ; la plus part ne ſçauroient ſe perſuader, que cela ne cauſe beaucoup de douleur ; On apprehende l'inflammation de la partie ; on craint la rencontre de quelque tendon, où l'ouuerture de quelque artere, où enfin d'autres accidens plus fâcheux. C'eſt pourquoy i'ay crû que pour oſter le ſujet de toutes ces frayeurs, & pour ſeconder les bons deſſeins de Monſieur Manfredy, ie deuois luy apprendre la maniere dont nous pratiquons à Paris cette operation, afin de luy épargner la peine de faire pluſieurs préparations inutiles, & que la ſimplicité de la choſe l'engage à en faire des experiences plus frequentes, ſans donner de l'horreur & de l'apprehenſion à ceux qui s'y voudront ſoûmettre.

Ie ne m'arreſteray point à vous parler de la maniere que nous auons de la faire ſur des Animaux. Elle a eſté ſuffiſamment expliquée dans le ſixieſme Iournal des Sçauans de l'année derniere. Ie vous diray ſeulement que pour la pratiquer ſur l'homme, nous auons deux canules ou tuyaux d'argent aſſez minces, longs chacun de deux pouces enuiron, & dont la groſſeur n'a qu'vne ligne *de diametre. Ces deux tuyaux ſont recourbez par les bouts qui entrent dans les veines ou arteres, & ſont tellement proportionez par les deux autres bouts, que l'vn peut entrer dans l'autre tres-facilement, & pourtant auec aſſez de iuſteſſe.

On découure d'abord l'artere crurale ou carotide de l'Animal, dont on veut communiquer le ſang (car celuy des veines n'eſt pas ſi propre) on la lie en deux endroits diſtants l'vn de l'autre d'vn poulce enuiron, mais en ſorte que la ligature qui ſe fait plus prés du cœur ſoit à nœud coullant, pour ſe pouuoir deſſerrer facilement quand il le faudra. Entre ces deux ligatures on ouure l'artere auec la lancette, & l'on inſinuë dedans vn des tuyaux de telle maniere que le bout recourbé regarde le cœur de l'Animal pour en receuoir le ſang, quand le nœud coullant ſera deſſerré. On lie meſme l'artere ſur le bout du tuyau, lequel a pour ce ſujet quelques legeres entailles à l'entour de ſa circonference, afin que le fil le

puiſſe

puiſſe mieux arreſter , & l'empeſche de gliſſer dehors.

L'Animal eſtant ainſi preparé, l'on ouure auec vne lancette quel-que veine au bras de l'Homme, ſans y apporter d'autres précau-tions que dans les ſaignées ordinaires. On laiſſe couler dans vn plat autant de ſang qu'on en veut tirer, & enſuitte pour en venir à la Transfuſion, on oſte la ligature que les Chirurgiens ont couſtume de mettre au deſſus de l'ouuerture, quand ils ſaignent, & on la met pour lo. ſau deſſous, afin d'arreſter le ſang, qui comme l'on ſçait, ſe porte touſiours dans les veines des extremitez au cœur. La playe eſtant bien nette, & n'y ayant plus de ſang qui ſe preſente pour ſor-tir, on inſinüe dans la veine le bout recourbé d'vn petit tuyau qui eſt taillé comme le bec d'vne plume à eſcrire, & qui eſt extremement polly, afin qu'il entre auec plus de facilité, & qu'il ne puiſſe bleſſer le vaiſſeau.

Cela fait, on joint le tuyau qui eſt dans la veine de l'Homme auec celuy qui eſt dans l'artere de l'Animal, & en meſme temps l'on deſſerre le nœud coullant que l'on auoit fait ſur l'artere de l'Ani-mal, afin que le ſang ayt la liberté de couler de cette artere dans les tuyaux, des tuyaux dans les veines de l'Homme, & des veines dans le cœur, pour là ſe diſtribuer par tout le corps, & ſe meſler par diuerſes circulations auec toute la ſubſtance de ſon ſang.

C'eſt de cette maniere que nous auons pratiqué iuſqu'icy la Transfuſion ſur les Hommes , & ſi i'omets par hazard à marquer quelques autres circonſtances, c'eſt qu'elles ne ſont pas ſi conſide-rables. I'ayme mieux m'arreſter à faire les obſeruations ſuiuantes qui ſont ſans doute de plus grande importance.

Premierement, on a raiſon de dire que la Transfuſion ne fait pas plus de douleur qu'vne ſaignée ordinaire, car on ne fait rien de plus dans cette operation , ſi ce n'eſt qu'on introduit vn petit thuiau dans les veines. Mais comme les vaiſſeaux n'ont point de ſentiment, & que les Chirurgiens fourrent aſſez ſouuent des ſtilets dedans, ſans que les malades s'en plaignent; il ne faut pas s'i-maginer qu'il y ayt la moindre douleur à ſouffrir. En effect, il eſt tres conſtant que nous auons quelque-fois inſinué ces petits thuyaux dans les veines de quelques perſonnes qui regar-doient d'vn autre coſté, ſans qu'elles s'en apperçeuſſent par aucun ſentiment.

2. Nos thuyaux ſont ſi courts, & le ſang de l'artere de l'Animal paſſe ſi viſte, qu'il n'a pas le temps de s'y cailler, comme on nous a mandé qu'il eſtoit arriué en Angleterre, à cauſe qu'il y a-

uoit trop de distance entre l'Animal & l'Homme. Mais quoy que nos deux thuiaux joints ensemble n'ayent pas plus de trois pouces, on peut encore obuier à la coagulation du sang, soit en faisant bon feu dans la chambre où se fait l'operation, soit en échauffant legerement auec la flamme d'vne chandelle les thuiaux dans l'instant qu'on y veut faire couler le sang.

3. La situation de l'Homme la plus commode pour faire cette operation, c'est de le faire asseoir sur vn siege bas, & luy faire appuyer le coude sur la table où est l'Animal preparé; car par ce moyen le sang entre plus facilement dans ses veines, & plusieurs personnes peuuent obseruer en mesme temps tout ce qui se passe.

4. Les thuiaux menus sont plus propres que les gros, parce qu'ils communiquent moins de sang à la fois, & ainsi ne mettent point l'Homme en danger de le suffoquer, comme pourroit faire vne trop grande quantité qui se porteroit tout d'vn coup au cœur.

5. Quand le corps est preparé auparauant par quelques medecines ou lauemens, & qu'il y a deux ou trois heures que le malade n'a point mangé, l'operation s'en fait bien mieux, & n'est point suiuie d'aucuns vomissemens, ny d'autres descharges violentes.

6. Il vaut tousiours mieux tirer plus de sang des veines d'vn malade, qu'on ne luy en redonne (à moins que ce ne fut vne personne qui fust desja trop épuisée) & il est mesme plus auantageux de n'en donner guéres à chaque-fois, & de réiterer plustot souuent l'operation, afin de ne surcharger pas tout d'vn coup la nature, & de donner le temps au sang que l'on communique de se mesler tout doucement, & sans violence, auec celuy du malade.

7. Comme il est important de sçauoir la quantité de sang que l'on communique, il est bon de s'en asseurer en plusieurs manieres.

La premiere, est de peser l'Animal deuant & apres l'operation, pour voir de combien d'onces il est diminué.

La seconde, est de sçauoir combien vn Animal de telle grosseur contient à peu prez de sang, & de luy tirer dans vn plat ce qui luy en reste apres l'operation, pour iuger par là combien il en peut estre entré dans les veines du malade. Mais ces deux manieres estant assez imparfaites, & ne faisant connoistre la quantité du sang que l'on communique qu'apres l'operation, & quand il n'en est plus temps, en voicy vne troisiesme qui semble plus iuste & plus reguliere.

Il faut auoir vne pendule qui marque les minutes & les secon-

des, & sçauoir combien les thuiaux, dont on se sert, peuuent fournir de sang en vn temps determiné. Ainsi ceux dont nous nous
sommes seruis les dernieres fois, fournissoient en vne minute, ou
soixante secondes, six onces de sang, c'est à dire deux pallettes.
Et sur ce pied nous auons pû facilement iuger, combien il en entreroit à peu prez en deux ou trois minutes.

Ie sçais bien que cette derniere maniere n'est pas encore si exacte que l'on puisse sçauoir à vne dragme prez combien il passe de
sang par les thuiaux dans vn temps considerable, mais aussi n'est-
il pas besoin d'vne exactitude si grande en cette rencontre, & l'on
doit se contenter de sçauoir à vne once ou demye-once prez la
quantité que l'on en communique.

Je pourrois encore vous enuoyer d'autres obseruations sur cette
matiere : mais comme Monsieur Manfredy me paroist tres-indu-
strieux & fort zelé pour les experiences, son esprit suppléra facilement dans la pratique quelques petites particularitez que ie passe
exprez sous silence, pour auoir lieu de renfermer dans cette Lettre vn recit fidel de quelques effets surprenants, que la Transfusion a produit depuis peu de temps sur vn sujet qui passoit pour
incurable aux yeux de tout le monde.

Le dixiesme Feburier, l'on me vint parler d'vne femme paralitique, qui estoit tombée dans cette maladie ensuitte de quelque
apoplexie. La paralisie estoit si grande dans vne moitié de son
corps, que depuis la plante du pied droict iusqu'au sommet de la
teste, il n'y auoit ny mouuement ny sentiment. L'œil du mesme
costé estoit fort trouble, & ne voyoit que confusement, la langue mesme estoit si pesante, que l'on auoit peine de l'entendre
parler.

On me dit qu'elle auoit esté traitée par vn Medecin, qui n'auoit
rien épargné des remedes ordinaires pour sa guerison, qui l'a-
uoit fait saigner cinq fois du pied & des bras, qui luy auoit fait
prendre vne infinité de medecines & de lauemens, & qui s'y estoit
enfin rendu apres deux prises de vin émetique, qui s'estoient
trouuées tout à fait inutiles.

Ie ne m'engageay point d'abord de retirer cette malade de
l'estat où ie la trouuois, ie demanday seulement qu'on eust vne
entiere déference à obseruer, ce que ie luy ordonnerois ; & sur la
promesse qu'on m'en donna, ie fis préparer quelque temps son
corps à la Transfusion, que ie m'imaginois luy deuoir apporter
quelque soulagement, pouruû que l'on fist choix d'vn sang qui

euſt aſſez de chaleur & de ſubtilité. Le corps eſtant diſpoſé comme ie le ſouhaitois, ie luy fis donner en deux fois douze onces
ou enuiron du ſang arteriel d'vn agneau, & peu de temps apres
l'on ne manqua pas d'y remarquer le changement, dont voicy les
particularitez. Sa langue ſe deſlia d'abord ; l'œil droit s'eſclair-
cit, & deuint auſſi beau que le gauche. Le ſentiment & le mouuement ne furent guéres à ſe fortifier ; ſon eſprit parut plus guay
qu'auparauant ; ſon corps ſe trouua plus leger ; & en vn mot au
lieu de l'impoſſibilité où elle eſtoit de remuer le pied ou le bras
droict, elle ne ſentit plus de difficulté à ſe ſouſtenir ſur ce pied,
& à leuer meſme le bras par deſſus ſa teſte.

C'eſt vn teſmoignage qu'elle rend à tout le monde, & qui eſt
aſſez confirmé par quantité de perſonnes de probité qui l'ont veuës
dans le fort de ſa maladie. Et ſi vous reuenez bien-toſt d'Italie
en France, comme on nous le fait eſperer, ie vous la feray voir
en perſonne, & ie m'aſſure que vous en apprendrez encore plus
de ſa bouche, que ie ne vous en puis dire dans cette Lettre. En
attendant ce bonheur de vous poſſeder, ie demeureray auec voſtre
permiſſion,

MONSIEVR,

De Paris ce 1,
Mars 1668.

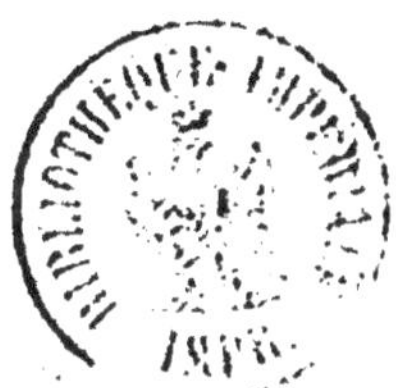

Voſtre tres-humble, & tres-affectionné
ſeruiteur IEAN DENIS.

A PARIS.
A Paris chez IEAN CVSSON ruë S. Iacques, à l'Image S. Iean Baptiſte
Auec Priuilege du Roy.